CONTAGION

ET

PRÉSERVATION

Conférence faite le 20 janvier 1892

A LA SOCIÉTÉ DE LA CROIX-ROUGE DE VALENCE

PAR LE Dᴿ FERLIN

VIENNE

E.-J. SAVIGNÉ, IMPRIMEUR-ÉDITEUR

1892

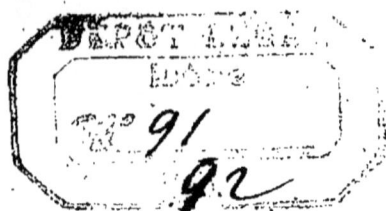

CONTAGION & PRÉSERVATION

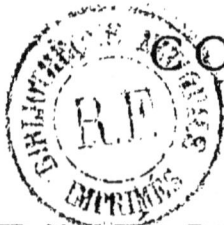

CONTAGION

ET

PRÉSERVATION

———

Conférence faite le 20 janvier 1892

A LA SOCIÉTÉ DE LA CROIX-ROUGE DE VALENCE

PAR LE DR FERLIN

———

VIENNE

E.-J. SAVIGNÉ, IMPRIMEUR-ÉDITEUR

—

1892

PRÉFACE

En publiant, pour un petit groupe d'amis et de personnes bienveillantes, le texte de la conférence que j'ai eu l'honneur de faire à la Société de la Croix-Rouge, je n'ai pas la prétention d'offrir au lecteur un exposé absolument scientifique et complet de la question de la contagion.

Je prie surtout mes confrères qui ont le droit d'être exigeants et sous les yeux de qui ces lignes pourront tomber, de vouloir bien se souvenir que j'ai parlé à des femmes du monde et que j'ai dû éviter, devant cet auditoire spécial, toute description technique et aride.

Tel qu'il est, j'aime à croire que ce petit travail reflète assez exactement les idées actuelles de la science médicale sur la contagion.

Je n'ai pas eu d'autre but que de propager, dans la mesure de mes forces, des notions utiles, comme cela me paraît être, plus que jamais aujourd'hui, le devoir de tout honnête homme, capable d'un peu d'initiative.

Aussi bien, je n'ambitionne nullement d'accroître, par cette très modeste publication, mon crédit auprès de la clientèle, et je dirai volontiers, modifiant, pour les besoins de ma cause, une devise célèbre :

Pardonné soit qui mal y pense !

☙

CONTAGION & PRÉSERVATION

CONTAGION & PRÉSERVATION

C'est un sujet très controversé parmi vos seigneurs
et maîtres de savoir si vous devez être initiées aux
questions scientifiques, si le sexe prétendu fort doit
faire au sexe qu'il a jusqu'ici aimé à considérer
comme faible cet honneur de causer avec lui de
choses sérieuses et de le mêler plus ou moins à ses
préoccupations graves et viriles.

Des esprits excellents et des mieux autorisés pen-
sent que là n'est pas votre rôle, que vous êtes à peu
près inaptes à fournir à l'homme une collaboration
intellectuelle de cette nature, et que, bien loin de
la rechercher chez vous, nous devons nous conten-

ter, en ayant soin de nous proclamer toujours et très haut vos maîtres, de subir la douce tyrannie de vos charmes ou de bénéficier de la chaude tendresse de vos affections.

Cependant, Mesdames, quand une femme de quelque rang qu'elle soit, mais surtout une femme du monde (je la suppose aussi sérieuse que vous l'êtes toutes ici) a fini de vaquer à l'inspection, sinon directement aux occupations de son ménage, quand, attentive à la tenue de sa maison, elle a assuré à son mari, au bonhomme Chrysale, la bonne soupe dont il doit vivre; mieux que cela, qu'elle a présidé à ces mille détails de confort et d'entretien intérieur pour lesquels l'homme ne lui a jamais dénié, que je sache, une vocation et un tact tout particuliers; — si, mère de famille, elle comprend et remplit chrétiennement et ne délègue autant que possible à personne les devoirs multiples qui la lient à ces chers rejetons dont la Providence l'a instituée gardienne et éducatrice, — quand elle a fait tout cela, tout son temps est-il absorbé, ne lui en reste-t-il plus à occuper ou à perdre en visites et en réceptions, c'est-à-dire en usant, mésusant, ou tout au moins abusant, — quelquefois — de ce don que Dieu lui a départi avec peut-être plus de libéralité encore qu'à nous-mêmes, le don de la parole, l'esprit de causerie et de conversation ?

Mais ici vos adversaires et les miens reprennent l'avantage : ils vous font, Mesdames, l'injure de prétendre que votre babil, dont ils ne méconnaissent ni la grâce ni la finesse, s'épuise en coquetteries, frivolités ou médisances, et que, s'il s'attaque par hasard, à des sujets sérieux, c'est pour les traiter toujours à côté, avec des idées fausses et beaucoup plus avec votre imagination qu'armées de la connaissance exacte et précise des choses.

Je proteste en faveur de votre raison, en faveur de votre aptitude à comprendre et à mieux juger qu'on ne le dit. Je proteste de toutes mes forces contre des vues sévères et pessimistes : je soutiens que vous valez mieux qu'on ne veut l'avouer, par malice, je crois.

Je ne pense pas d'abord que la médisance soit une spécialité à l'usage de votre sexe. Je suis persuadé surtout que l'observation de traditionnelles et chrétiennes convenances défend mieux que personne autre les dames de la Croix-Rouge de perdre trop de temps à cette vilaine besogne.

Aussi bien, n'y a-t-il pas sur ce terrain bon nombre d'hommes qui sont femmes ? Si j'étais professeur de morale, je me ferais fort de démontrer que

la hâte des maris, des frères, des fils, à apporter au
foyer des jugements irréfléchis sur le prochain, des
bruits le concernant, des nouvelles à sensation, est
la grosse source qui alimente la médisance des
femmes et des salons.

Quant aux frivolités, aux mille riens qui rem-
plissent vos conversations, lorsque vous êtes
réunies, Mesdames, — vos dissertations sur la
mode, la détermination de la nuance d'une étoffe,
chose grave, — l'appréciation de la forme d'un
chapeau, chose encore plus grave, — j'estime que
beaucoup de ceux qui vous blâment de ces petites
préoccupations seraient les premiers à les inventer
et à les provoquer chez vous, si vous n'en étiez pas
agitées.

Mais je suis bien certain qu'il reste dans vos
esprits une très large place pour d'autres sujets plus
dignes de captiver des intelligences, même pour des
questions graves dont vous aimez à parler non pas
superficiellement mais en connaissance de cause,
en femmes averties et pénétrées de leur importance.

J'ai eu plus d'une fois cet honneur et cette bonne
fortune de trouver dans la clientèle, des dames qui
me donnaient la réplique sur des points où je les
aurais crues parfaitement ignorantes; elles le fai-
saient avec une aisance, une assurance charmante

et du meilleur aloi, et avec un réel bonheur d'ex-
pressions qui ne témoignait pas seulement de l'habi-
tude de causer de tout — laquelle peut faire illusion
dans un certain monde — mais surtout, c'était
évident, de la netteté des notions qu'elles s'étaient
efforcées d'acquérir sur ces sujets importants.

Hélas! en regard de ces esprits pondérés, réflé-
chis, studieux, et qui savent ce qu'ils disent et
surtout ne disent que ce qu'ils savent, qu'il est
fréquent de rencontrer cette variété haïssable entre
toutes — je ne crains pas d'employer une expression
un peu forte — des demi-savantes, doctoresses sans
diplôme, mais non sans clientèle — qui, parce qu'elles
ont appris quelques bribes de médecine, près de
malades qu'elles ont eus, ou en étant malades
elles-mêmes, vont, de par le monde, semant leurs
arrêts sur les malades, leurs arrêts aussi sur les
médecins qui les traitent, et prodiguent leurs conseils, — trop souvent suivis, — sans aucune crainte de
les opposer à ceux que nous avons donnés en notre
âme et conscience! Pauvre médecine! Elle en voit
de cruelles! Pauvres médecins! Quel scepticisme —
car alors on se moque de tout, — ou mieux, quelle
ferme idée du devoir, — qui nous élève au-dessus de
ces vilenies, — il nous faut, pour continuer notre
route sans jeter des yeux courroucés sur ces enne-

mies, ou, si vous voulez, ces amies maladroites de notre considération et du salut des malades !

« Comment, chère Madame, votre médecin vous a défendu de prendre du bouillon ! Mais, pauvre amie, mais vous n'y pensez pas; vous qui êtes si faible, comment vous fortifieriez-vous ? Tenez, j'ai chez moi une presse à viande (ou une marmite américaine), je vais vous l'adresser immédiatement, — et, se tournant vers le mari, — mais oui, cher monsieur, croyez-moi, votre chère femme a besoin d'être soutenue ». Cette intervention a l'air de peu de chose : elle ne concerne que le régime ! Il n'en est pas moins vrai qu'on peut tuer un malade, en lui suggérant une infraction grave ou soutenue à l'alimentation qui lui a été tracée.

Une autre fois, le conseil portera sur le traitement lui-même. « Comment se fait-il que le Dr X ne fasse pas prendre à votre fillette tel médicament avec lequel le Dr Y a guéri l'enfant de Madame Z ? » Madame une telle avait la même maladie que vous, elle a pris tel médicament qui l'a soulagée immédiatement ». Pauvre médecine ! Et la différence des âges, des sexes, des tempéraments ? Et les nuances dans la façon de réaliser une même affection morbide, qui a fait dire si judicieusement qu'il n'y a pas de maladies, qu'il n'y a que des malades ? Nous sommes souvent embarrassés devant ces distinctions délicates, qu'un docteur en jupon, un docteur *in partibus* tranchera immédiatement, pour une bonne raison, c'est qu'*il* ne les soupçonne pas.

Il arrive même que l'intervention de la femme en matière médicale peut être plus directe encore. Dieu me garde de médire de certains actes de charité très louables dans leurs intentions et que l'organisation intellectuelle de quelques femmes d'élite est quelquefois de nature à justifier dans la réalité ! On est à la campagne, assez loin du médecin pour ne pas oser le déranger trop fréquemment. On a des pauvres autour de soi, et, parmi ces pauvres, des malades. On les soigne, on les purge, on les quinquinise, on les drogue du mieux qu'on peut. On leur administre ces médications banales, telles que les pilules de fer dans l'anémie, dont il serait facile de démontrer qu'elles deviennent des médications homicides, si elles ne sont pas vraiment opportunes. *In petto*, on n'est pas trop fâchée de l'éloignement du docteur et de s'arroger les hautes fonctions médicales ! C'est une suppléance qu'il ne faut pas blâmer, si on en use avec discrétion et discernement, mais dont il peut résulter les plus

fâcheuses conséquences et des actions presque cri-
minelles, si on en abuse.

Quand nous commençons à apprendre la thérapeutique, savez-vous, Mesdames, quel est le premier précepte qu'on nous enseigne ? C'est celui-ci :
primo non nocere; d'abord, ne pas nuire. Traduction : Il vaut mieux ne donner aucun remède que
d'en donner un qui nuise. Or, tous les remèdes
peuvent nuire. On ne connait pas assez cette vérité
capitale : que les médicaments ne guérissent que
parce qu'ils peuvent tuer, qu'il n'y a entre le remède
et le poison qu'une différence, une question de
dose et d'application, qui fait de chaque médecin
un opportuniste dans son art. Vous comprenez
quelles responsabilités en découlent, et que, lorsqu'on y réfléchit bien, il n'y a guère à les encourir,
comme le font plusieurs d'entre vous, d'un cœur
léger.

Ce sont tous ces considérants qui pourraient auto-
riser de très bons esprits à déclarer que le sexe
féminin ne parle que trop médecine et qu'il n'y a
pas lieu de lui faire des conférences, pour qu'il en
parle et qu'il s'en occupe encore un peu plus.

Et cependant, d'après les statuts de la *Société de
la Croix-Rouge*, dont vous faites partie, il est possible qu'à l'heure du péril, on vous demande votre

concours actif comme ambulancières, hospitalières, infirmières.

Lors de la guerre future, l'ange de la charité aura le droit de se présenter chez chacune d'entre vous et de lui dire : « J'ai besoin de toi ». C'est avec une abnégation parfaite que vous devrez toutes répondre : « Nous voici, nous sommes les servantes du corps médical ». J'insiste moins sur les termes que sur l'esprit de cette réponse. Vous serez les servantes des médecins, ou, en termes plus galants, leurs auxiliaires humbles, dévouées et soumises. Il s'établira entre vous et nous le genre de rapports que nous entretenons déjà avec les sœurs de nos hôpitaux ou nos religieuses gardes-malades. A nous de commander, à elles d'obéir. Toutes les fois que les rôles sont intervertis, et ils le sont malheureusement quelquefois, j'ose dire que ce n'est pas au profit des malades.

Votre tâche sera belle d'assurer par une obéissance scrupuleuse et éclairée les résultats que notre zèle et notre savoir rechercheront !

Mais, pour y parvenir, une initiation ne vous est-elle pas indispensable, et ces conférences ne constituent-elles pas précisément l'initiation naturelle à vous donner pour cette grande œuvre des soins à distribuer à nos blessés et malades militaires à un moment inconnu de tous mais qui peut être prochain.

Un de mes confrères qui a promis de vous parler le mois prochain — et dont la haute compétence mé-dico-chirurgicale est bien connue dans notre ville — pourra mieux que personne vous entretenir de chirurgie, vous donner sur cette matière importante les notions les plus nécessaires avec cette précision et cette clarté qui impriment tant d'efficacité à son enseignement, et vous apprendre aussi l'art des pansements, auquel votre adresse naturelle vous dispose si bien.

En ce qui me concerne, j'ai choisi simplement, pour causer avec vous, un sujet d'hygiène générale qui intéresse aussi bien les malades de médecine que les blessés, et, à l'occasion duquel j'espère vous présenter quelques bonnes vérités, utilisables au-tant en temps de paix qu'en temps de guerre, pour les malades de toutes les époques comme pour ceux que le choc des batailles engendrera.

Je veux vous parler de la contagion, de la façon dont il faut la comprendre aujourd'hui, de ses procédés, des mesures qu'on peut légitimement adopter contre elle, et, à ce propos, j'aurai à vous montrer que si l'idée de la contagion, — telle que les doctrines contemporaines nous l'ont faite, — est un grand progrès, il résulte cependant de certaines exagérations dont elle a été le point de départ des effets ridicules, des effets vexatoires et même des actes malheureux et répréhensibles.

Au moment d'entrer dans mon sujet, je remercierai votre comité et Madame la Présidente du grand honneur qu'ils m'ont fait en m'appelant devant vous.

Ce n'est pas sans un peu de confusion que je prends le premier la parole dans cette série de conférences. J'eusse aimé que la voix plus autorisée de mon cher maître et ami M. le Dr Vincent — directeur de notre corps médical — se fît entendre avant la mienne. Vous regretterez comme moi ce qui n'est, je l'espère, qu'un ajournement, car, si, en matière de charité et d'actes humanitaires, tous les collaborateurs sont bons depuis les plus humbles et les plus débiles, vous avez le droit de compter surtout sur ceux que le talent et la maturité de leur expérience ont désignés depuis longtemps comme les meilleurs conseillers de votre œuvre.

Je ne m'attarderai pas à solliciter votre indulgente attention. Je sais qu'une aimable bienveillance n'est pas la moindre vertu ni le moindre charme de la femme du monde, quand elle est doublée d'une femme chrétienne, comme c'est le cas pour toutes les dames de la Croix-Rouge.

I

Bien qu'il ait existé de tout temps des maladies contagieuses et que la notion de la transmissibilité de beaucoup d'affections morbides par le contact immédiat ou médiat ne soit pas nouvelle, il faut avouer que les idées professées par les anciens sur la propagation des maladies épidémiques n'étaient pas tout à fait les nôtres et qu'elles ne conduisaient pas à des mesures prophylactiques aussi précises et aussi sévères que celles que nous tendons à adopter aujourd'hui, non sans quelque exagération peut-être.

Aux yeux de la vieille médecine, à des moments donnés et sous des influences diverses, mais le plus souvent d'ordre cosmique ou, pour mieux dire, météorologique, des agents mortigènes se répandaient dans l'air, produisant les épidémies : on leur donnait le nom de miasmes, s'il leur était supposé une origine animale, et celui d'effluves, si on leur attribuait une origine végétale, tellurique. Ainsi, on parlait du miasme variolique, parce que la variole ou petite vérole est d'origine manifestement animale :

vous savez qu'elle est virulente, inoculable d'un individu à un autre, et que sa propagation se fait le plus souvent par les croûtes qui se détachent des malades et que l'air peut transporter à des distances plus ou moins grandes du foyer initial.

Par contre, on disait effluves cholériques, parce que, pendant longtemps, on a voulu reconnaître au choléra une origine purement tellurique ; j'ai même entendu de vieux praticiens, dont l'un avait étudié le choléra de 1832, le premier en date, faire cette distinction qu'ils considéraient comme capitale, que le choléra était plus épidémique que contagieux et qu'en somme le contact même direct des malades n'offrait qu'un danger très relatif.

L'air était donc le grand vecteur, le principal agent de la transmission des maladies, la nature précise des germes pathogènes étant, du reste, inconnue. Si un malade créait un danger, c'était par l'air qui l'environnait et qui se chargeait des miasmes dégagés de sa personne. Vous concevez que les mouvements et les perturbations atmosphériques étaient susceptibles de porter ces germes fort loin de leur point de départ, comme aussi de les chasser des lieux où ils s'étaient primitivement propagés.

On retrouve l'écho de ces vieux enseignements

dans certains propos encore assez communément répandus. C'est ainsi que nos chers Valentinois, dans la fierté patriotique que leur inspire leur petite capitale et peut-être aussi pour se consoler du vent qui y règne, des rafales furieuses que le dieu Eole souffle si souvent sur nos dents névralgiées ou sur nos nez transis, disent, en se congratulant : « oui, il fait bien du vent à Valence, pas tant qu'à Avignon cependant, s'empressent-ils d'ajouter. Mais aussi, comme notre ville est saine, nous n'avons jamais d'épidémie ! »

Je ne voudrais pas troubler votre quiétude, Mesdames, mais je constate que depuis huit ans que je suis ici et pour le plus grand bénéfice de mon instruction médicale, je le reconnais, j'ai vu régner dans vos murs à peu près toutes les maladies. Nous avons tous les ans, pour notre fin d'été, une jolie série de fièvres typhoïdes, et il n'y a pas cinq ans que nous en avons traversé une épidémie assez sérieuse et remarquable par sa généralisation. Tout récemment, la petite vérole n'a-t-elle pas sévi épidémiquement pendant plus d'une année ? Les rougeoles, les scarlatines, les varicelles sont-elles choses si rares ? Le vent oublie quelquefois de nous en débarrasser.

Il n'y a peut-être d'exception que pour cette

cruelle diphthérie, heureusement rare dans notre ville : les jeunes mères qui m'écoutent ne s'en plaindront pas. Elle demande probablement pour se développer, un milieu plus humide que le nôtre. Je crois qu'aucun d'entre nous ne pourrait se rappeler d'en avoir vu à Valence une éclosion épidémique. Il est vrai que notre corps médical, si j'en excepte un doyen digne de toute notre vénération, est constitué par une phalange de jeunes et vigoureux praticiens, pleins de feu, pleins de zèle, et dont les souvenirs ne peuvent remonter très haut !

Je trouve un autre exemple des idées de nos pères et surtout de nos grands-mères sur les maladies transmissibles, dans la réponse que l'on nous fait encore assez fréquemment, si, appelés dans une famille pour un cas de maladie contagieuse, nous en recherchons la filiation. Nous disons à une maman : « mais où donc votre enfant a-t-il pris cette rougeole, cette scarlatine, cette angine ? » La personne à qui nous nous adressons pourrait prendre le temps de procéder à une enquête de ses souvenirs qui, souvent, je ne dis pas toujours, mais souvent lui ferait reconnaître le contact, le milieu à incriminer ; et cette recherche n'est pas une pure curiosité de savant, surtout en ce qui concerne les écoles, qui forment si facilement foyer de maladies contagieuses. Mais on se contente de nous répondre précipitamment : « Docteur, l'enfant n'a vu personne, c'est dans l'air, vous savez ; c'est un air qui passe ! »

Il faut rapprocher de cette résignation toute philosophique l'erreur qui consiste à penser que la plupart des maladies qui atteignent l'enfant, et Dieu sait si elles sont nombreuses, sont comme les étapes indispensables de son développement. Il semble qu'on ne puisse arriver à l'âge d'homme, sans avoir eu la rougeole, la coqueluche, les oreillons, la varicelle, etc. Ce seraient autant d'épreuves indispensables, comme les gourmes pour un bon cheval.

Je ne dis pas que ces maladies ne soient pas souvent, mettez même, si vous voulez, le plus souvent bénignes et d'une issue heureuse. Encore faut-il savoir sur qui elles tombent, dans quel milieu elles vont éclore, et si, à cause de la délicatesse du sujet, de ses prédispositions diathésiques ou de la mauvaise hygiène qui l'entoure — et cette dernière considération doit vous rendre de plus en plus compatissantes, Mesdames, pour les ouvriers et les pauvres gens qui ne font souvent pas mieux en matière d'hygiène et de préservation, que parce qu'il ne leur est guère possible de mieux faire, —

elles n'ouvriront pas la porte à ces infections secondaires si terribles, comme la broncho-pneumonie,
la tuberculose et le croup pour la rougeole et la
coqueluche, ou le mal de Bright pour la scarlatine.
Terminées favorablement pour beaucoup, ces maladies sont mortelles encore pour un trop grand
nombre. La science moderne me donne le droit de
dire qu'elles sont évitables ou du moins limitables
dans leur extension.

Et ne dites pas que si j'en préserve l'enfant, il
les contractera adulte et souvent plus graves, comme c'est une idée assez répandue dans la clientèle.
Il n'y a rien là de nécessaire. L'enfant est, à l'égard
des maladies contagieuses, dans un état de réceptivité toute spéciale qui se modifie avec l'âge. Telle
infection qu'il recevra avec la plus grande facilité
atteindra beaucoup plus difficilement l'homme fait.
C'est ce qui se passe pour la diphthérie. C'est ce
qui a lieu pour la scarlatine, dont la diffusion
est si peu commune à partir d'un certain âge, que
des praticiens très recommandables ont considéré
comme inutile l'isolement des scarlatineux adultes,
du moins dans les hôpitaux. C'est, je crois, une
exagération.

Mais il demeure acquis que l'enfant est comme
une éponge à l'égard des germes ambiants. Je

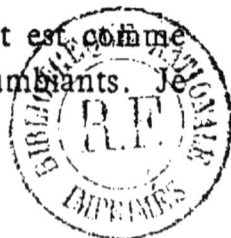

parle en père de famille que les maladies contagieuses préoccupent pour sa chère nichée. Dans
les familles nombreuses, comme la mienne, elles
font facilement traînée de poudre. Il n'est pas in-
vraisemblable qu'on puisse même en épuiser simul-
tanément les diverses variétés. C'est à cette situation, qui ne doit être intéressante que tout juste,
qu'un mot pour rire lu dans un journal de Paris
fait allusion ces jours derniers:

Deux amis se rencontrent, l'un d'eux a l'air assez
préoccupé : « Qu'as-tu donc, tu es bien sombre
aujourd'hui ? — Mon premier a la rougeole, mon
second a la coqueluche, mon troisième a la scarlatine... — Et ton tout? demande l'ami, se trompant
sur le sens de cette énumération et croyant à une
charade. — Mon tout? Imbécile! Je te parle de
mes enfants ! »

II

Un fait considérable domine actuellement le sujet
qui nous occupe, c'est la découverte des microbes
et bactéries pathogènes, c'est le rôle dévolu par la
médecine contemporaine, tant dans la production

que dans la propagation des maladies dites infectieuses, à ces infiniment petits qui peuplent l'air, l'eau, le sol, et toute la matière organisée.

Vous ne me pardonneriez pas, si j'omettais de vous entretenir un instant — comme l'objet de cette conférence m'y conduit d'ailleurs, — de ce point de vue nouveau qui, à l'heure actuelle, préoccupe d'une façon si sérieuse et presque si absorbante médecins et clients.

Il semble, tant on parle de microbes, que notre art, parvenu à son *ultima ratio*, doive bientôt se résumer en une seule formule, en un seul mot d'ordre : sus au microbe! cherchons le microbe! on en a trouvé, précisé, étudié dans leur vie un certain nombre, — ceux qu'on n'a pas vus, on en a affirmé l'existence, avec les yeux de la Foi, dans des états morbides où nos pères ne distinguaient qu'une disposition spontanée et personnelle du tempérament. On pourrait, à l'égard de la médecine de de notre fin de siècle, parodier un vers comique et dire : « aimez-vous le microbe? on en a mis partout ».

Si je demandais à quelqu'une d'entre vous, Mesdames, de nous donner une définition de cet agent de tant de maux, voici très-probablement la réponse que je recevrais : « Le microbe?... c'est une petite

bête, *malfaisante*, oh! oui, très-malfaisante, puisqu'elle conspire contre notre santé, et même contre
notre vie, qui, ailée et crochue, parcourt le monde,
quærens quem devoret, comme le lion de l'Evangile,
cherchant une proie humaine à dévorer.

Eh bien! cette définition n'est pas tout à fait
exacte. Et d'abord, le microbe n'est pas une petite
bête. Il appartient, c'est vrai, à ces organismes
inférieurs situés sur la limite des deux règnes,
végétal et animal. Toutefois, on l'a définitivement
rangé parmi les végétaux, et les microbes qui inté-
ressent plus particulièrement l'espèce humaine sont
à peu près tous considérés aujourd'hui comme des
algues. Ils ne sont, à proprement parler, ni ailés ni
crochus. Quelques-uns, pourtant, sont doués de
mouvements, même assez étendus. Il en est qui
sont armés de cils. Mais leur propriété la plus
funeste, c'est, quand ils ont pénétré dans notre
organisme et qu'ils y ont trouvé un bon milieu de
culture, de s'y multiplier avec une rapidité
et une abondance inouïes, soit par segmentation,
par scissiparité, comme c'est l'expression en
botanique, soit par sporulation. — Ainsi que le
Dr Dujardin-Baumetz l'a dit spirituellement, ces
barbares ne connaissent qu'une loi, la loi de
multiplication.

Vous comprenez, Mesdames, les troubles mécaniques qui peuvent résulter tout d'abord de l'introduction des microbes dans nos tissus, les entraves circulatoires que leur présence et leur prolifération doivent entraîner dans les lymphatiques et les vaisseaux capillaires, la compression et l'espèce d'étouffement qu'ils font subir aux cellules animales et qui peuvent aller jusqu'à leur nécrose, jusqu'à la gangrène. A l'origine de la théorie microbienne, on attachait une grande importance à ces effets mécaniques, physiques des microbes.

Mais leurs effets chimiques ont une portée bien autrement considérable : souvenez-vous que le microbe est un être organisé, qui se nourrit, comme tout être vivant. Son principal aliment est l'oxygène. Incapable, souvent, de l'emprunter directement à l'air, et alors on dit qu'il est anaérobie, il le soustraira avec d'autant plus de vigueur à nos tissus, il décomposera nos matières albuminoïdes par ses ferments spéciaux, il opèrera dans notre corps, pour son entretien, pour sa vie propre, une foule de dédoublements et de transformations funestes ; en somme, il se nourrira de notre substance, il confisquera à son profit les substances nutritives de nos tissus.

Mais son rôle sera plus pernicieux encore par ses

produits de désassimilation, d'excrétion ; les poisons (toxines) qu'il fabrique et rejette, ainsi que tout organisme en activité, déversés, dissous dans notre sang, dans nos humeurs, les adultèreront ; ils iront surtout impressionner notre système nerveux et, par l'intoxication qu'ils lui feront subir, causeront le trouble de toutes nos fonctions.

Voici, je crois, aussi clairement que ce sujet difficile le comporte et dans leur ordre de gravité ascendante, les méfaits des microbes pathogènes.

Cependant, Mesdames, ce serait une grosse erreur de considérer le mot microbe comme étant toujours synonyme de destruction et de mort pour notre organisation. Dans ces sortes de prolongements du milieu extérieur qui sont en nous, dans le tube digestif notamment, il existe, de façon normale et constante, de nombreux microbes, dont beaucoup nous sont indifférents, du moins à l'état de santé, et dont quelques-uns nous sont même bienfaisants et utiles. Je ne parle pas précisément de l'estomac, l'acidité du suc gastrique étant assez peu favorable au développement des micro-organismes. Mais, dans la bouche, milieu alcalin, dans nos intestins, vivent des microbes, dont plusieurs contribuent, certainement, pour une part salutaire, à notre chimie digestive : ils agissent, à côté des ferments solubles, et à la manière de ces ferments figurés qui ne sont d'ailleurs, eux aussi que des microbes, que des micro-organismes.

C'est en étudiant ces derniers, laissez-moi vous l'expliquer en passant, que Pasteur a été conduit par son génie à édifier sa théorie microbienne de la maladie : des travaux sur les fermentations de la bière, du vin, du lait, etc., l'ont amené, par analogie, aux plus hautes recherches de physiologie et de chimie pathologiques qui aient été faites jusqu'à ce jour, et nous pouvons avoir l'orgueil de dire que la direction, suivie actuellement par la médecine du monde entier, est d'origine, de source essentiellement française !

Mais, si nous revenons aux hôtes habituels dont je vous ai parlé, à ces microbes réduits en quelque sorte, quand nous nous portons bien, à l'état de servage et de domesticité, nous voyons qu'il en est plusieurs qui n'attendent qu'une occasion pour nous nuire.

Ainsi, la science moderne est arrivée à cette découverte assez inattendue, n'est-ce pas ? que la pneumonie, le *chaud et froid* de nos aïeux est sous la dépendance d'un microbe. Or, ce microbe, qu'on appelle le pneumocoque, habite normalement notre bouche, où il peut rester inoffensif pendant des années, et même pendant toute notre vie. Il en est ainsi de plusieurs microbes importants , tant dans notre bouche, dans nos intestins, dans toutes nos cavités naturelles que sur le tégument lui-même.

Qu'est-ce à dire ? si ce n'est qu'entre le microbe et la réalisation d'une maladie, il y a une distance, il y a un obstacle, une barrière efficace : c'est la santé ; et, qu'ainsi qu'on l'a dit d'une façon un peu prud'hommesque mais profondément vraie — en dépit de tous les microbes, en dépit de leur voisinage, de leur présence immédiate elle-même, *il est assez difficile de devenir malade, quand on est réellement bien portant !*

Je suis très-aise d'insister sur ces éclaircissements. L'étiologie par le microbe est, en effet, des plus mal comprises. Au début de cette nouvelle conception de la maladie, il a semblé à beaucoup de gens, toujours plus royalistes que le roi lui-même, et, parmi eux, à beaucoup de médecins, qu'elle anéantissait toutes les notions anciennes sur les prédispositions personnelles, sur le froid, la chaleur, l'humidité, l'encombrement, la fatigue, les émotions morales, le régime et les mille circonstances qui font varier notre manière d'être et qui troublent plus ou moins l'équilibre de notre santé.

« Moi seul, et c'est assez » aurait pu dire le microbe, s'il avait parlé !

Ainsi comprise, la médecine devient absurde. Deux jeunes gens sont exposés à la fièvre typhoïde : l'un la contracte, l'autre reste indemne. Deux personnes sortent, un soir d'hiver, de la même réunion nombreuse : l'une prend une pneumonie, et l'autre un mal de dent ou même ne prend rien du tout. Deux enfants subissent le contact d'un coquelucheux : le premier devient coquelucheux, le second reste bien portant. Tous ces sujets ont été à portée du microbe, qui n'a pourtant exercé son empire que sur la moitié d'entr'eux.

Sans nier l'extrême énergie du microbe dans certaines conditions spéciales et jusqu'ici très incomplètement déterminées de sa virulence — une partie des causes qui influent sur le malade, le froid, le chaud, l'humidité, l'état électrique étant assurément susceptibles d'agir, dans une mesure que l'avenir fixera, sur le microbe lui-même, — est-ce que ces faits ne signifient pas que, le plus souvent, il n'est pas un ennemi aussi infaillible dans ses attaques qu'on se l'imagine, qu'en face de lui il y a l'organisme, il y a le terrain plus ou moins favorable à sa culture, plus ou moins susceptible de se laisser

envahir, et, comme on dit aujourd'hui, en état de
réceptivité plus ou moins complète ?

Je ne prétends pas que la crainte du microbe ne
doive pas être le commencement de la sagesse. Mais
il ne faut rien exagérer. Il ne faut pas abuser des
meilleures choses. Et d'ailleurs, nous avons des
moyens de légitime défense dont je vais m'empres-
ser de vous parler.

Pour mettre de l'ordre dans une exposition que
l'heure me forcera à résumer, nous distinguerons ce
qui a trait à la contagion chirurgicale, pour en
parler en premier lieu, et nous décrirons ensuite ce
qui concerne les maladies internes contagieuses.

Laissez-moi prendre une petite précaution, en
vous disant que toute maladie microbienne n'est
pas par celà même contagieuse, comme vous pour-
riez avoir le tort de le penser. La fièvre palu-
déenne, par exemple, que les travaux scientifiques
contemporains attribuent à un micro-organisme,
n'est pas transmissible d'un individu à un autre.
Par contre, il est des maladies manifestement contagieuses, comme les fièvres éruptives, dont le
microbe n'est que supposé et non découvert encore.
Nous sommes obligés de parler toujours des miasmes (?) des fièvres éruptives. J'ai cru cependant
devoir vous donner ces notions sur les microbes, à

cause de la place importante et presque prépondé-
rante qu'ils occupent dans la médecine moderne et
dans le sujet qui remplit cette leçon.

III

Aussi bien, cette petite dissertation se justifie par
ce que j'ai à vous dire de la contagion chirurgicale
et des efforts réalisés dans ces dix ou quinze der-
nières années pour prévenir les complications des
blessures, et celles des plaies chez les opérés.

Nous pouvons proclamer que, sur ce terrain, la
théorie de Pasteur et la lutte contre les microbes
ont abouti aux plus merveilleux résultats que l'on
pût ambitionner. Elles ont renouvelé la chirurgie
et en ont fait un art qui tient du prodige. Aujour-
d'hui, il n'est presque pas d'audaces que les che-
valiers du bistouri et tous les praticiens qui sont
travaillés par le *prurigo secandi* (la démangeaison
de couper) ne puissent se permettre sans rencontrer
le succès. Les opérations dites de complaisance
paraissent avoir perdu leur caractère de cas de
conscience (peut-être même un peu trop). On ouvre
un ventre, un abdomen, avec autant de sécurité

qu'un simple abcès, on en explore les organes pro-
fonds, et si, comme dans un cas qui s'est passé
près d'ici, on hésite à enlever ce qui s'y trouve,
ou qu'on n'en juge pas l'extirpation opportune, on
referme la fenêtre qu'on avait ouverte et tout est
dit. Le blessé est valide dans un temps extraordi-
nairement court.

Il est certain que beaucoup d'existences sont
aujourd'hui prolongées, sauvées par des interven-
tions que nos aînés n'osaient pas tenter, ou qui
étaient presque toujours malheureuses en leurs
mains.

Mais, ce serait se faire une très fausse idée des
progrès de la chirurgie contemporaine, que de se
la représenter toujours taillant, coupant, et partout
le couteau à la main. Bien au contraire, Mesdames,
grâces aux doctrines microbiennes, grâces aux
soins spéciaux de propreté et d'antisepsie, grâces
aux nouvelles méthodes de pansement, la chirurgie
a pu devenir conservatrice, elle a le devoir de se
faire de plus en plus conservatrice, ou, du moins,
celle qui portait déjà ce nom, a vu s'élargir consi-
dérablement son domaine.

Les grands traumatismes ne sont plus aussi souvent qu'autrefois suivis de mutilations opératoires ;
il y a beaucoup moins d'amputés. On peut panser

les plaies les plus horribles et en obtenir la répara-
tion. On a pu conserver des membres, des os broyés,
et qu'il eût fallu immédiatement retrancher, il y a
20 ans. Ou bien, si des opérations sont rendues
nécessaires par l'état des blessures, elles peuvent
avoir un but conservateur, c'est-à-dire que, ne
portant que sur le tissu proprement lésé, ou sur une
portion limitée de la région atteinte, elles tendent
à sa conservation, et, par exemple, à la restauration
d'un membre dans un état et dans une attitude où
il ne cesse pas d'être utile. Voyons à quelles précautions sont dues toutes ces merveilles.

Ces précautions, Mesdames, concernent le chirurgien et ses assistants, les instruments qu'ils em-
ploient, les objets qui doivent toucher le blessé ou
l'opéré, les liquides qui serviront à nettoyer les
plaies, les pièces des pansements.

Le premier devoir d'un chirurgien et de ses aides
est de se tenir rigoureusement propres, et de se
purifier par des lavages prolongés à l'eau savonneuse chaude et par des ablutions antiseptiques,
chaque fois qu'ils vont commettre, je ne dis pas
une opération, mais seulement l'examen d'une
plaie, cette plaie fût-elle sale, fût-elle déjà suppurée!
Là où un ancien praticien, réfléchissant qu'il allait
se salir, se serait contenté de se laver après, nous

nous laverons avant et avec des soins minutieux :
nous nettoierons, brosserons et limerons nos ongles,
nous nous imprégnerons d'eau phéniquée ou d'eau
de sublimé, et ce n'est qu'ainsi que nous aborderons
notre malade.

Tous les instruments dont nous nous servirons
seront lavés à l'eau bouillante, flambés à l'alcool, et
trempés dans une solution antiseptique forte, jusqu'au moment où ils passeront dans les mains de
l'opérateur.

Nous n'userons que d'objets irréprochablement
propres : nous exigerons que les éponges ayant
déjà été employées soient ébouillantées et désin-
fectées; pour les grandes opérations, il sera plus
sûr de les remplacer par des boulettes, par des
tampons de coton antiseptique.

Si , pour déterger les plaies, étancher le sang,
nettoyer une surface opératoire, nous n'avons à
notre disposition que de l'eau simple, nous deman-
derons qu'elle ait bouilli, l'ébullition suffisamment
prolongée détruisant les germes, mais il sera préfé-
rable et d'une plus complète sécurité, du moins
pour la généralité des opérations, de se servir de
solutions de substances dites antiseptiques, à cause
des vertus qui leur appartiennent pour empêcher
le développement des micro-organismes.

Nous ne ferons aucune opération sans débarrasser la peau de ses microbes et de toutes ses impuretés, par des lavages à l'eau savonneuse chaude, puis à l'alcool, à l'éther, au sublimé ; si même l'intervention est importante et porte sur une région vitale, nous procèderons à une antisepsie, à une asepsie générale du tégument, en faisant prendre à notre sujet un bain de sublimé, avant de donner le moindre coup de bistouri !

Enfin, nous ne panserons une plaie, qu'elle succède à un accident, à une blessure de guerre où à une opération, qu'avec des substances, des linges et du coton antiseptiques.

Vous apprendrez à connaître les éléments constituants du pansement actuel, l'iodoforme, poudre jaune et mal odorante qu'on répand à la surface des plaies ou seulement dans l'épaisseur du pansement ; les diverses gazes imprégnées d'acide borique, de sublimé, d'iodoforme, de thymol, d'eucalyptol ; les cotons à l'acide phénique ou à l'acide borique, à l'acide salicylique, au sublimé. Les bandes qui assujettissent le pansement devront être elles-mêmes d'un tissu spécial, antiseptique.

Il ne faudra pas sortir de toutes ces règles, car, ainsi que l'a dit un de mes maîtres, le Dr Pamard, d'Avignon, lorsqu'il présidait le congrès scientifique de 1887, — en antisepsie, il n'y a qu'une grande route à suivre, on ne saurait arriver au but par des chemins de traverse.

Ainsi, on ne pourrait pas renouveler, en fait de demi-mesures, ce que je vis faire, il y a huit ans, par un excellent praticien, qui me conduisit à la campagne pour l'aider à opérer un énorme abcès osseux de la cuisse. Quand le pus fut évacué, il restait dans le membre une cavité considérable que mon confrère crut pouvoir combler par un tampon de coton simple, acheté chez le mercier voisin, physiquement propre et pur sans doute, mais certainement aussi chimiquement sale, et qu'il pensa rendre suffisamment antiseptique, en l'imbibant extemporanément d'eau phéniquée !

Je ne dis rien, mais, lorsque nous eûmes quitté la maison où l'opération avait eu lieu, je me dégonflai auprès de mon confrère, dont le charmant esprit me permettait cette franchise: je lui fis les compliments qu'il méritait pour la manière magistrale dont il avait conduit l'opération, « mais, lui dis-je, *vous m'avez fait de la peine*, quand je vous ai vu glisser dans cette cuisse ce long et volumineux tampon de coton d'épicier ! »

Il faut vous expliquer qu'à ce moment j'étais jeune docteur, sorti depuis quelques semaines seulement frais émoulu de la Faculté, et que j'apportais la passion de l'antisepsie, le culte des doctrines et des nouvelles méthodes, qui, pendant mes études mêmes, avaient transformé la chirurgie. J'étais et je suis encore un convaincu de l'antisepsie en matière opératoire et presque un intransigeant! Dois-je ajouter que l'aimable et éminent confrère à l'égard de qui j'ose ce récit indiscret, s'est bien rattrapé, depuis qu'il m'avait fait de la peine, et que, dans les trop rares occasions où j'ai la bonne fortune d'être à ses côtés, plus rien, dans sa pratique de l'antisepsie, ne pourrait me causer le moindre chagrin.

Je vous ai conté cette anecdote, afin de vous faire comprendre l'importance du sujet qui nous occupe. — Vous voyez qu'aujourd'hui la chirurgie est affaire de petits soins et d'attention scrupuleuse. Réfléchissez aux énormités que vous commettez, lorsque vous mettez sur une plaie, d'un de vos enfants, par exemple, n'importe quel linge, quel bandeau, quel coton, quelle pommade rance ou non, poussiéreuse ou non, n'importe quelle substance irritante, comme ce déplorable arnica, avec lequel on panse si communément une plaie vive!

Beaucoup de complications de blessures sont dues à un premier pansement mal fait, fait en dehors de toutes les règles de l'antisepsie. C'est pourquoi il est question de donner en temps de guerre à chaque soldat un rouleau contenant toutes les pièces d'un premier pansement, conçu selon l'esprit nouveau de la chirurgie. On espère éviter ainsi bien des suites funestes des blessures de guerre.

Il semble que, dans la longue description que je viens de vous faire, il ne reste plus de place pour les qualités de l'air qui entoure les blessés et les opérés. Certes, il sera bon qu'un air pur, un air suffisamment renouvelé circule autour d'eux. S'il en est ainsi, cet air sera peu chargé de microbes, parce qu'il participera aux conditions de l'air extérieur, dans lequel les micro-organismes pathogènes trouvent plusieurs causes de destruction et de mort, notamment la lumière solaire.

Notez comme une vérité essentielle que c'est bien plus souvent par des contacts suspects que par la circulation dans l'air de microbes pathogènes, — qui, d'après les expériences les plus récentes, y sont en résumé assez peu nombreux, — que les plaies sont contaminées et amenées à des complications fâcheuses : mains ou vêtements malpropres et infectés, instruments incomplètement nettoyés et stérilisés, éponges douteuses, objets de pansement mal choisis et septiques, voilà ce qu'il faut craindre.

Redoutez surtout l'apport des microbes et des germes infectieux par tout ce qui touche directement le blessé. Ceci est tellement vrai que la pratique d'une antisepsie rigoureuse a permis d'obtenir de très beaux résultats opératoires, même dans ces vieux hôpitaux-sépulcres, dont l'air pouvait être supposé recéler les miasmes de toutes les infections pyémiques et pestilentielles qui y avaient autrefois régné en souveraines.

L'idéal, néanmoins, est d'entretenir autour des plaies une atmosphère aseptique. Sous l'influence de cette préoccupation, plusieurs chirurgiens opèrent sous le *spray*, c'est-à-dire sous un nuage antiseptique lancé par un vaporisateur. Aussi bien, quand dans un pansement nous mettons de nombreuses couches de coton, n'avons-nous pas l'intention de filtrer l'air et d'empêcher ainsi les microbes qu'il peut contenir de parvenir jusqu'à la plaie ? N'obéissons-nous pas à la même inquiétude, quand, par les soins donnés à chaque pansement, nous tâchons de les rendre aussi rares, aussi espacés que possible ?

On a poussé très loin les précautions contre les microbes de l'air. L'architecture des salles de chirurgie et surtout celle des salles d'opérations ont été modifiées, de façon à permettre le lavage régulier et à grande eau des parquets et des murs, et à supprimer le séjour de toute poussière, notamment dans les angles des murailles.

Ces transformations ne sont pas réalisables partout. Ce qui est indispensable et exécutable toujours, c'est la propreté du chirurgien, le nettoyage antiseptique de ses mains et de ses instruments, le choix, selon les règles que je vous ai tracées, des objets de pansement.

Si vous n'êtes pénétrées de l'importance de toutes ces choses, éloignez-vous de nos ambulances et de nos infirmeries, vous ne seriez qu'un danger pour nos blessés.

IV

Une partie des préceptes et des précautions sur lesquels nous venons de nous appesantir trouve son application dans les maladies qui ressortissent plus spécialement à la médecine.

En temps d'épidémie, il circule dans le public des réflexions comme celle-ci : « Oh ! moi, je n'attrapperai rien, parce que je n'ai pas peur ! » N'avoir pas peur est un acte de vertu, d'autant plus louable que notre fin de siècle n'est guère plus fécond en courage qu'en dévouement. Maladies parlant, on finit par avoir peur de tout, même de ce qui doit le moins effrayer. Or, je ne nie pas que la peur soit mauvaise conseillère et qu'elle ne place notre organisme en état de moindre résistance aux germes des affections morbides. Mais je me demande si le fait d'être exempt de toute inquiétude et de se tenir gai et de bonne composition devant les menaces d'une épidémie peut suffire à en préserver.

D'autres personnes croiront augmenter leur résistance et éloigner les microbes, en buvant sec et surtout en accompagnant leurs repas de l'ingestion d'une petite liqueur fine, vieux cognac, chartreuse du couvent, cacao ou marasquin, arquebuse, si largement consommée dans le peuple et dans le milieu ouvrier. — Je me suis laissé dire qu'une société plus policée, plus distinguée dans ses goûts, préférait l'anisette de Marie Brizard : un de nos confrères — ne lui gardez pas rancune, Mesdames, de cette indiscrétion — me révélait qu'il en était fait un grand usage dans la partie féminine de sa clientèle.

C'est de l'alcoolisme de bonne compagnie, plus coûteux, plus décent, moins meurtrier aussi que l'autre... Cependant, l'hygiène a le devoir de le juger sévèrement et de déplorer le préjugé qui consiste à penser qu'on se fait du bien , en ingérant de l'alcool, que cela chasse les épidémies et les maladies. Il serait facile de démontrer que tous ces produits diminuent nos forces, au lieu de les accroître , et qu'ils nous causent les plus grands dommages, dès que nous nous en servons d'une manière un peu large et surtout habituelle, en troublant nos réactions organiques et en déprimant l'énergie de notre système nerveux , après l'avoir momentanément et bien inutilement excité.

Ces idées, je le sais, ne sont pas du siècle. Le vent n'est pas à la sobriété, à la tempérance, à la modération, à la modestie du boire et du manger. Nous avons oublié cet adage de nos pères : *modicus cibi, medicus sibi. Celui qui se modère pour la table est à lui-même son médecin.* L'abus de la viande et du vin, la recherche excessive des aliments dits fortifiants a pénétré toutes les classes de la société. On a hâte d'en faire jouir l'enfant, et, si une prescription médicale s'efforce d'en réduire l'emploi chez le vieillard, on crie au scandale, il semble qu'on enlève à cet organisme qui s'éteint son soutien indispensable et surtout sa dernière volupté.

C'est bien là du matérialisme, c'est la traduction

en hygiène alimentaire, de ce matérialisme qui
étreint de toutes parts notre fin de siècle.

La goutte, cette expiation terrestre du gourmand
et du gastronome dans sa personne elle-même ou
dans sa descendance, devient aujourd'hui la maladie
de l'ouvrier, comme elle était autrefois celle du
rentier, du gentilhomme. Il faut avouer que la
médecine, non pas tout à fait la médecine de cette
année-ci, car un commencement de réaction se
produit, mais la médecine d'il y a quelques années
a sa grosse part de responsabilité dans cet état de
choses. Sans parler des débauches de viande crue,
de viandes saignantes, de régime tonique qu'elle a
fait commettre à tant de malades, et, sous prétexte
d'anémie, à tant de gens bien portants, je pourrais
vous faire un jour une bien jolie conférence sur ce
que j'appellerai *l'alcoolisme thérapeutique*, cet
alcoolisme par le vin de quinquina, par les élixirs
digestifs, par les mélanges toniques qui font la joie
des pharmaciens et des clients, et sans lesquels,
avouez-le, Mesdames, une ordonnance ne vaut pas
la peine qu'on la suive !

Mais ce n'est pas dans ces boissons réconfortantes,
ce n'est pas dans les liqueurs de dames, ce n'est pas
même dans le modeste canard que vous pouvez vous
contenter de tremper dans le verre de cognac de

votre mari, que vous trouverez une barrière efficace contre l'invasion des maladies contagieuses.

Pour vous en préserver, pour restreindre leur propagation, la science nous indique toute une série de moyens que nous allons décrire.

Il faut isoler les malades, et dans la limite du possible, dans la mesure que la conciliation de leur salut et de nos intérêts autorise, les séparer des individus sains. Les isoler n'est pas les fuir : il y a là tout un côté moral de la question que nous ne négligerons pas de discuter, si nous en avons le temps.

Il faut désinfecter les locaux où ils séjournent, purifier de toute souillure les objets qui ont été en contact avec eux et qui pourraient contaminer des gens bien portants.

Enfin, les personnes qui ont à redouter un contage immédiat ou médiat doivent se mettre en état de défense par tout un groupe de précautions qui constituent ce qu'on appelle l'antisepsie médicale.

V

Celle-ci n'est ni aussi précise ni aussi rigoureuse dans ses effets que l'antisepsie chirurgicale, et pour

une raison que vous comprenez bien vite : c'est que
la porte d'entrée principale , sinon unique , des infections chirurgicales, c'est la peau, tandis que les
portes d'entrée des maladies médicales contagieuses
sont multiples, — ça peut-être la peau. Ce sera plus
souvent les voies respiratoires et surtout les voies
digestives. Pour faire l'antisepsie de ces milieux
internes, il faudrait disposer d'agents qui ne fussent
pas en même temps des toxiques et des toxiques
violents pour notre organisme. Vous saisissez très-
bien que nous ne pouvons pas badigeonner la
muqueuse d'un estomac, comme nous lavons la
peau d'un opéré avec une solution forte de sublimé
ou d'acide phénique. Nous ne pouvons pas intro-
duire dans notre tube digestif la quantité d'iodoforme dont nous saupoudrerons une plaie.

Cependant, il est plusieurs procédés par lesquels
nous réalisons une antisepsie médicale relative et
diminuons, sans contredit , notre réceptivité aux
germes contagieux.

Nul doute d'abord que de bons soins de toilette
ne soient un commencement de préservation. Nous
pouvons par des ablutions générales et par des bains
fréquents empêcher que notre tégument devienne
favorable à la culture des microbes ou des miasmes
et à leur pénétration. En temps d'épidémie, ces

ablutions pourront être faites avec des substances antiseptiques dont l'usage s'imposera absolument pour la figure et les mains des personnes approchant directement les malades. C'est aussi faire de la prophylaxie que de pratiquer ces lotions de la bouche qui sont justifiées par ce que je vous ai dit des nombreux microbes qui peuvent pulluler dans cette cavité, n'attendant qu'une mauvaise disposition de notre part pour nous nuire. On peut recommander également comme moyen hygiénique autant que thérapeutique l'irrigation des fosses nasales par les appareils très simples et très peu coûteux dont nous nous servons couramment aujourd'hui.

Pour tous ces soins et lavages, votre médecin vous indiquera des formules dans le détail desquelles je ne puis entrer ici, et qui varieront, selon les besoins de la cause, depuis les antiseptiques faibles, comme l'acide borique jusqu'aux antiseptiques les plus énergiques, tels que le sublimé ou le thymol.

En ce qui concerne le tube digestif, il est assez difficile de trouver des substances assez peu solubles, assez peu absorbables, pour exercer, sans danger d'intoxication, une action antiseptique. Nous possédons déjà quelques bons antiseptiques intestinaux.

Ce sujet est à l'étude, ainsi que la recherche, bien plus téméraire et hypothétique, de substances microbicides, destinées à agir sur le milieu intérieur proprement dit, sur le sang lui-même pour le rendre impropre à la culture microbienne. Mais ici, nous courons au-devant d'un formidable danger : c'est que l'arme dirigée contre le microbe ne se retourne contre le malade et que nous ne tuions celui-ci avant d'atteindre celui-là !

Nous revenons à des conseils plus modérés et plus vrais, en disant un mot de la grande circonspection qui doit présider au choix et à la préparation des aliments, car ils peuvent nous apporter des germes. Une bonne cuisson de nos mets, de la viande notamment, est très-recommandable à ce point de vue. Il faudra surveiller aussi la pureté des boissons, celle du lait, celle de l'eau, qui, si elle contient beaucoup de micro-organismes inoffensifs, paraît être susceptible d'en renfermer de terriblement nuisibles à notre santé, comme les microbes de la dysenterie et des diarrhées infectieuses, comme le bacille de la fièvre typhoïde, à propos duquel des maîtres éminents, dans l'étude qu'ils ont faite de plusieurs épidémies, ont fortement incriminé l'eau de boisson corrompue par des matières fécales. Cette considération peut rendre oppor-

tune dans certaines circonstances l'adoption de deux
mesures prophylactiques, l'ébullition de l'eau, ou
mieux encore sa filtration au moyen d'un filtre de
porcelaine, système Pasteur-Chamberland, car c'est
là le procédé le plus sûr pour stériliser l'eau, pour
en retenir les microbes.

VI

L'isolement peut être fait, soit à domicile, soit
dans les hôpitaux, et nous devons l'envisager dans
ces deux cas bien distincts.

L'isolement est difficile à pratiquer dans les
familles.

Il faut plaindre d'abord les ouvriers, les bouti-
quiers, toutes les personnes qui ne disposent que
d'un logement insuffisant. Cette situation est doublement fâcheuse : elle concourt à la propagation
des maladies, elle crée plusieurs malades là où il
aurait pu n'y en avoir qu'un seul, et elle augmente
aussi la gravité des cas, en permettant au microbe,
au miasme, d'accroître son énergie, sa virulence,
dans l'excellent milieu de culture que constitue
pour lui une pièce étroite et mal aérée.

C'est dans de pareilles conditions que l'on observe surtout ces infections secondaires, ces sortes de réinvasions microbiennes qui, portant sur des organismes déjà ébranlés par un premier assaut, les atteignent si sérieusement ! Supposez, par exemple, une épidémie de rougeole chez de pauvres gens, dans un de ces taudis misérables où il faut ne jamais avoir pénétré pour déclarer que tout va bien ici-bas, dans le meilleur des mondes possible : je considérerais comme extraordinaire qu'il ne s'y développât pas un ou plusieurs cas de broncho-pneumonie grave, sinon mortelle. Vous savez que c'est la complication, la suite la plus inquiétante et la plus meurtrière de la rougeole. Et notez que si ces funestes conditions hygiéniques sont communes à toute une maison, à tout un quartier, cette maison et ce quartier forment un foyer pestilentiel, un foyer épidémique de la plus pernicieuse influence pour tout le voisinage, pour toute une ville même !

Mesdames, l'idéal de l'isolement serait de séparer les malades contagieux de toutes les personnes que le devoir ou leur profession ne retiennent pas auprès d'eux. Mais le diagnostic n'est pas toujours fait à temps.

Lorsque ma fille cadette réalisa la scarlatine, j'eus la bonne fortune de reconnaître, dès les premiers

4

symptômes, la maladie dont elle allait être atteinte : je pus pratiquer immédiatement un isolement qui réussit, mes autres enfants furent préservés.

. Mais quand, cet été dernier, ma fille aînée commença la coqueluche, qui devait atteindre également ses frère et sœurs, j'avoue m'en être laissé imposer par la bronchite du début, et avoir cru à un simple rhume sans conséquence. Lorsque, mieux informé, j'essayai, un peu plus tard, l'isolement qui m'avait réussi pour la scarlatine, mon échec fut complet ; aucun de mes bébés n'a échappé à cette vilaine toux quinteuse.

. La question est plus délicate qu'on ne le suppose. En déplaçant des enfants, par exemple, que l'on veut préserver d'une fièvre éruptive, on n'est jamais bien sûr qu'ils ne couvent pas la maladie dont on désire les garantir et qu'ils ne la réaliseront pas au loin, ce qui équivaudra à une propagation, à la création d'un foyer nouveau. Et puis, on n'a pas toujours des parents ou des amis complaisants et à qui l'on puisse donner sans scrupule une charge, ou faire courir un risque de contagion. Une mère hésitera à se séparer d'une partie de sa nichée, quelle que soit sa sollicitude pour son enfant malade. En résumé, il faudra souvent, faute de mieux, se contenter de l'isolement dans l'appartement ou la maison même, et alors donner toute l'efficacité possible à cet isolement relatif par des soins minutieux de désinfection.

VII

L'isolement dans les hôpitaux préoccupe beaucoup aujourd'hui les hygiénistes. On a peut-être même de la tendance à exagérer le nombre des maladies qui commandent l'isolement. On a créé des hôpitaux spéciaux pour des maladies très contagieuses et très meurtrières comme la variole. On a éloigné les femmes qui vont être mères des contages médico-chirurgicaux qui troublent si profondément les suites de couches et peuvent les rendre terribles, en créant des maternités distinctes, et très distantes des autres milieux hospitaliers. Cette mesure, jointe aux soins antiseptiques si consciencieux que l'on prend aujourd'hui dans tout accouchement, a produit les plus merveilleux résultats: on entrevoit le jour où la fièvre puerpérale ne sera plus qu'un souvenir, où elle sera absolument rayée du cadre des maladies.

Quand on est réduit à ne pratiquer l'isolement que dans l'intérieur même d'un hôpital, ce procédé prophylactique perd une partie de son efficacité. Si les salles de contagieux sont tout à côté des autres, ou qu'elles n'en soient séparées que par des corridors et des halls étroits, la préservation risque fort de devenir illusoire. La mesure est plus sérieuse, si on dispose d'un bâtiment ou de bâtiments spéciaux dans le périmètre de l'hôpital. C'est ce qui a lieu dans les hôpitaux construits par pavillons séparés, selon le système actuel de l'ingénieur Tollet, mis en vigueur à Bourges et à Montpellier.

Il faudra, s'il en est ainsi, consulter la rose des vents pour le choix du ou des pavillons destinés à recevoir les contagieux, car, si les doctrines contemporaines n'attribuent plus à l'air, aux mouvements de l'atmosphère, qu'un rôle secondaire dans la transmission des maladies, et si je me suis permis de critiquer l'opinion de nos aïeules à cet égard, je n'ai jamais prétendu dire que cette action fût nulle, surtout en ce qui concerne des contages particulièrement diffusibles, comme ceux des fièvres éruptives.

En tout cas, l'isolement devra toujours être accompagné de soins rigoureux de désinfection, on aura autant que possible un personnel spécial pour les salles de contagieux, un personnel qui n'entretienne que peu ou pas de rapports avec les autres services, que peu de rapports avec le dehors, ou qui ne se les permette qu'après s'être minutieusement désinfecté et après tous les changements de vêtements désirables.

Cet ensemble de précautions, cette union de deux modes prophylactiques qui se fortifient l'un par l'autre est de toute nécessité dans le cas que nous examinions tout à l'heure du voisinage trop immédiat des salles de contagieux et des autres services.

On a fait à l'isolement hospitalier des objections que vous pressentez déjà, par ce que je vous ai dit de l'isolement dans les familles.

On a attaché une grande importance à ce fait que des agglomérations de contagieux dans des bâtiments spéciaux et, à plus forte raison, dans des hôpitaux spéciaux, forment un foyer dangereux pour ce qui les entoure. Cette objection perdra une grande partie de sa valeur, si l'on peut ménager autour des salles ou des hôpitaux d'isolement un espace suffisamment étendu, car, encore une fois, il ne faut pas s'en laisser imposer par cette vieille idée que les microbes ou les miasmes conservent à longue portée leur virulence, dans la course que vous les supposez accomplir à travers les airs. Ce qu'il faut sérieusement et sévèrement surveiller, ce sont les allées et venues du personnel, insoucieux ou oublieux des précautions de désinfection.

Une objection plus grave, à laquelle s'arrêtent de très bons esprits, des cliniciens éminents, repose sur l'aggravation possible des cas, sur la fréquence qu'ils disent être plus commune des complications par suite de la réunion d'un grand nombre de contagieux dans une seule salle. Je ne me range pas absolument parmi les partisans de cette idée, du moins quand les locaux d'isolement sont spacieux et bien aérés. Toutefois, je dois vous dire que les maîtres qu'elle préoccupe ont cherché soit à établir, par ordre de gravité des cas, des catégories d'isolés dans plusieurs chambres distinctes soit à réaliser l'isolement, à l'aide de précautions spéciales, dans les salles communes, où les malades contagieux se trouveraient éparpillés.

C'est ainsi que le Professeur Grancher, de Paris, entoure ses rubéoleux, d'un grillage qui leur défend le contact avec les lits voisins. Le petit malade a son linge spécial, ses fourchette et cuiller, sa timbale à lui et qui sont ramassés dans un panier ad'hoc et stérilisés après chaque usage. Des infirmiers particuliers ont charge de lui donner les soins voulus, ils revêtent pour cela une blouse placée sur

le pied du lit et il leur est formellement interdit
de s'approcher des autres enfants.

Ce sujet est à l'étude. Le succès partiel qu'il a
donné, démontre encore que c'est moins à l'air,
moins à l'atmosphère viciée par un voisin de lit
qu'au contact immédiat de sa personne ou des
personnes et des objets qui l'ont approché qu'est due
la propagation des maladies contagieuses.

La description de toutes ces recherches doit vous
faire bien comprendre la difficulté des problèmes
médicaux et la prudence qu'on doit mettre à leur
trouver des solutions trop rigoureuses, trop univo-
ques, comme c'est la tendance de la clientèle dans
son désir des solutions fermes, énergiques et irré-
vocables!

Nous pouvons cependant retenir cet enseignement que, si le malheur veut que plusieurs malades
existent chez vous, il vaudra mieux les disséminer
dans votre appartement, au risque de vous imposer
des soins multipliés de désinfection ; — ne serait-
ce que pour assurer à chacun de vos malades, le
volume d'air nécessaire en état de maladie plus
encore qu'en état de santé!

Hélas! comme on comprend peu l'hygiène des
chambres à coucher et des chambres de malades!
De nos jours, il existe encore des alcôves! S'il y a

une belle pièce dans la maison, vaste, aérée, enso-
leillée, on n'en fait pas toujours une chambre. Et
dans les appartements les plus spacieux, le luxe de
l'ameublement restreint le volume d'air, on s'étouffe,
on collectionne les microbes, on leur fait des nids
par la profusion des rideaux et des tentures ! Nous
vivons moins au grand air que le paysan, le jour
et la nuit, malgré la différence des mœurs, nous
nous installons presque d'une façon aussi malsaine
que lui. Lui, ce n'est pas le luxe qui l'étouffe, s'il
dispose d'une grande pièce, elle est pour la longue
table où il réunit ses journaliers à l'heure du repas.
Le soir, il se retirera dans le coin le plus obscur et
le plus étroit de la maison, c'est sa chambre, et son
lit sera soigneusement enveloppé de rideaux, par
terreur du rhumatisme ! — Etonnez-vous après cela
qu'il y ait des tuberculeux, même en pleine campagne ! Les bons effets de l'oxygénation du sang dans
la journée ne sont-ils pas détruits par la façon
déplorable dont beaucoup de personnes s'installent
la nuit ?

VIII

Je ne puis mieux terminer ce que j'ai à vous dire
de l'isolement qu'en insistant sur la sévérité avec

laquelle on doit écarter des écoles tout enfant suspect de maladie contagieuse.

Je vous demande pardon de ce mauvais sentiment, mais j'avoue éprouver toujours un malaise — probablement parce que j'ai le cœur trop compatissant — quand je vois ces pauvres bambins et bambines partir pour l'asile ou l'école le matin, quelque temps qu'il fasse. C'est l'éducation virile, l'éducation dite anglaise, je crois : il faut que le bébé et l'enfant sortent en toute saison, en toutes dispositions et même malades ! Ils iront à l'école recueillir souvent toute autre chose qu'une leçon de lecture. Mais qu'importe? Il paraît que cela soulage les mères, et puis je ne suis pas assez aveugle ni assez présomptueux pour méconnaître la nécessité d'imprimer à l'enfant, au tout jeune enfant lui-même, une discipline que papa èt maman sont souvent malhabiles à lui inculquer. Je pressens donc que les écoles seront encore bien longtemps un puissant élément de propagation des maladies contagieuses.

Il faut avouer que nous retrouvons ici le même genre de difficultés que pour l'isolement dans les familles. Une maladie ne promet pas toujours ce qu'elle doit tenir : la rougeole commence par un rhume de cerveau, le croup par une angine qui n'a l'air de rien, la coqueluche par une toux banale !

Les père et mère sont généralement ignorants de la signification de ces symptômes et, ce qu'il y a de plus fâcheux, c'est que les instituteurs le sont ordinairement autant qu'eux !

Une faute moins pardonnable, c'est de garder à l'école un enfant dont la maladie contagieuse est pleinement caractérisée, un coquelucheux par exemple. Un petit bonhomme de mon quartier a été transporté tout cet été par la voiture d'un couvent de notre ville, alors qu'il toussait et vomissait de façon abominable. — Eh bien! je suis persuadé que ce cas de coqueluche en a engendré peut-être cent, parmi lesquels il a pu y en avoir de mortels. Un jeune instituteur de Valence à qui je faisais mes réflexions sur ce sujet me répondait: « Mon Dieu, Monsieur! si nous refusons un enfant sous prétexte de maladie, il sera reçu dans une autre école, même communale ». Cet état de choses ne vous paraît-il pas commander l'attention des municipalités et des pouvoirs publics ?

Il serait d'ailleurs à désirer que tous les maîtres de pension, toutes les personnes qui ont des enfants à diriger connussent les premiers symptômes des maladies contagieuses, les périodes pendant lesquelles elles sont le plus contagieuses, les précautions à observer pendant leur convalescence, tant

pour le recouvrement de la santé du sujet atteint
que pour la préservation des sujets restés indemnes,
car ces deux questions sont souvent connexes.

On éviterait ainsi des imprudences mortelles
pour de pauvres enfants qui sont véritablement
victimes de l'ignorance des parents et des maîtres.
Tenez, il y a un an, une charmante fillette des environs de Valence faisait dans un des pensionnats de
notre ville une éruption scarlatineuse. — L'éruption fut fugace, la fièvre très courte ; l'enfant fut
conduite chez elle, presque guérie, du moins en
apparence, et, comme il arrive fréquemment dans
la scarlatine défervescente, elle reprit appétit et
entrain, de façon à faire illusion à ses parents et à
ses maîtresses, qui la réclamèrent bientôt pour une
fête de leur supérieure. L'enfant prit froid, traina
plusieurs jours dans les couloirs du couvent sans
qu'on y prît garde, s'alita enfin n'en pouvant plus,
et fut transportée chez elle une seconde fois, pour
y mourir. Jamais pareil malheur ne se fut produit,
si les membres de ce pensionnat très honorable
avaient su dans quelles conditions de prudence doit
s'accomplir une convalescence de scarlatine.

Si je ne craignais d'étendre démesurément cette
leçon, j'aurais des choses bien intéressantes à vous

dire sur la contagion des fièvres éruptives en particulier.

Permettez-moi de vous apprendre simplement
que la rougeole est transmissible dès le début, avant
même toute éruption, et dès la période de coryza et
d'angine, tandis que lors de la desquamation, elle
devient à peu près inoffensive, ce qui permet de
réduire la durée de l'isolement à un maximum de
25 ou 30 jours.

Pour la variole et la scarlatine, cette durée doit
être prolongée à 40 ou même à 50 jours. La scarlatine est contagieuse pendant toute la desquamation.
C'est d'ailleurs l'intérêt du malade lui-même de ne
pas sortir, parce qu'il court pendant sa convalescence, à cause du renouvellement général de la
peau, de grands dangers de refroidissement et de
complications rénales.

Mais le varioleux pourrait, sans inconvénient
pour lui-même, sortir bien avant ce délai, à moins
d'anomalies dans son état. S'il le fait, s'il va se
promener et visiter ses amis, ceux qui sont venus
demander de ses nouvelles, il répand la mort autour
de lui. Cette situation a suggéré à un de nos maîtres la réflexion suivante: Comment! On arrête un
ivrogne ou un fou qui brandit un couteau ou un
revolver dans la rue et on laisse circuler un vario-

leux qui, par les produits détachés de ses pustules,
menace un bien plus grand nombre d'existences
autour de lui! J'avoue qu'en effet, quelque libéral
que l'on soit, on serait fortement tenté d'attacher
un convalescent de cette espèce.

Mais je vous demande pardon de toutes ces
digressions, et j'arrive au moyen le plus directement inspiré des études contemporaines et qui
paraît être le plus indispensable et le plus sûr, celui
qui seul rend l'isolement pleinement efficace, parce
qu'il s'adresse à la source même du contage et
s'efforce de la tarir, je veux dire la désinfection.

IX

Pour être complète et avoir toute son efficacité,
la désinfection doit porter sur toutes les excrétions
du malade, c'est-à-dire non seulement sur les selles,
les urines, les matières vomies ou expectorées, mais
encore sur tous les produits de la peau, squames
épidermiques, suintement virulent, croûtes, etc.,
sur les linges et sur le local.

La désinfection des déjections peut être faite avec

diverses solutions, solution de sulfate de cuivre à 5 o/o, de chlorure de zinc à 10 o/o, de chlorure·de chaux à 5 o/o. Le lait de chaux a été également recommandé pour stériliser les selles typhiques. Une certaine quantité du liquide choisi sera versée dans les bassins et les crachoirs avant et après l'usage ; leur contact avec les matières à désinfecter devra être prolongée plusieurs heures. Si l'on craint une grande virulence des matières expectorées ou vomies, le mieux sera de les incinérer ou de les plonger dans de l'eau bouillante.

Nous ne sommes plus au temps où l'on n'osait pas laver les malades atteints d'éruptions ou de maladies à déterminations cutanées, comme l'érysipèle. Aujourd'hui, tant dans leur intétêt que dans celui des personnes qui les approchent, nous ne nous gênons plus pour leur faire pratiquer des lotions, des lavages antiseptiques et même pour recouvrir certaines productions cutanées, comme les pustules varioliques, de topiques destinés à atténuer leur virulence. On favorise la guérison, on hâte la cure et l'on diminue la contagiosité des fièvres éruptives, en employant aujourd'hui bains et lotions qui effrayaient si fort les anciens.

Les linges doivent séjourner le moins de temps possible près du malade. Telle maladie grave, com-

me la fièvre typhoïde, peut déjà guérir rien que
par une aération bien comprise et l'exagération en
quelque sorte des mesures de propreté. Mais il y
aurait danger à envoyer les linges directement à la
lessive. Ceux qui proviendraient d'une petite vérole,
par exemple, auraient bien des chances de contaminer à tout le moins la blanchisseuse, comme j'ai
vu le fait se produire. Il faut donc tremper immédiatement tous les linges souillés ou suspects dans
de l'eau maintenue un certain temps bouillante et
dont le point d'ébullition peut être élevé par l'addi-
tion de carbonate de soude, ou les soumettre à
l'action de solutions antiseptiques choisies parmi
celles qui détériorent le moins les tissus. La solution de sublimé, celle de sulfate de cuivre, pure ou
dédoublée, serviront à cet usage. Une fois rincés,
les linges seront envoyés à une bonne lessive.

Je ne crois pas devoir revenir longuement sur les
précautions qui s'imposent aux personnes approchant le malade : elles se laveront soigneusement
les mains, puis les tremperont dans une solution de
sublimé, ou de thymol, ou de sulfate de cuivre plus
ou moins étendue d'eau. Je passe sous silence l'acide
phénique, à cause de sa mauvaise odeur. Les mêmes
ablutions pourront être faites sur le visage, une
désinfection rigoureuse consistera à pulvériser du
sublimé sur la barbe, les cheveux, les vêtements

eux-mêmes. L'idéal serait de préserver ces derniers avec une blouse, mais le moyen n'est guère pratique pour le médecin qui ne peut trouver un protective de cette nature dans chaque maison où il se rend. Le comble de l'antisepsie serait qu'il changeât de vêtement à sa sortie de tout malade contagieux, mais vous aurez la charité, Mesdames, de ne pas imposer à son vestiaire une obligation aussi dispendieuse !

Le tableau serait d'ailleurs assez plaisant de toutes ces transformations de costumes au milieu des courses nombreuses qu'il accomplit. Les femmes coquettes qui aiment à faire plusieurs toilettes par jour trouveraient là des imitateurs bien imprévus.

Quant à la désinfection du local, elle est à examiner pendant le séjour du malade et après.

Pendant toute la durée de la maladie, on aérera tous les jours l'appartement. Le renouvellement de l'air dans une chambre de malade est doublement nécessaire et par son action physiologique salutaire et parce que l'air et la lumière atténuent la virulence des germes. Dans les cas, plus rares que vous ne pensez, où on ne pourra pas faire pénétrer directement de l'air nouveau, la cheminée de la chambre servira à exercer une ventilation suffisante, ne serait-ce qu'en y plaçant une veilleuse.

Le plancher, au lieu d'être balayé, sera, de pré-férence, nettoyé à l'aide d'un linge trempé dans une solution de sublimé. Bien entendu, il faudra défen-dre au malade de cracher ou de vomir par terre, mais ce n'est guère que dans le peuple ou à la campagne, qu'on s'imagine qu'il est plus délicat de souiller la terre ou le plancher que de salir du linge blanc !

La maladie terminée, il faut désinfecter la pièce et tout ce qu'elle contient. Laver les planchers, boiseries et peintures avec une solution forte de chlorure de zinc ou d'acide phénique, désinfecter de la même façon les fosses d'aisance, purifier les tentures et les meubles par la pulvérisation du sublimé à 1 pour 1000.

Les objets de literie et les vêtements ne sont bien désinfectés, désinfectés avec une sécurité absolue, que lorsqu'on peut les faire séjourner dans une étuve humide sous pression, car la chaleur, em-ployée dans ces conditions, est, certainement, le désinfectant le plus énergique. Mais ces appareils n'existent pas partout, toute ville importante de-vrait en posséder au moins un, qui fonctionnerait pour l'hôpital et pour le public, et si nos Conseils

5

municipaux s'occupaient un peu moins de politique, ce serait une des innovations les plus utiles à leur proposer.

Quand on est privé de ce moyen, il faut soumettre ces objets, ainsi que toute la pièce en général, aux vapeurs sulfureuses; c'est un procédé recommandable, quoique inférieur à l'étuve, en sécurité d'abord, et parce qu'il a l'inconvénient d'altérer la couleur des étoffes, tandis que l'étuve les respecte ; celle - ci n'est préjudiciable qu'aux chaussures , qu'elle raccornit au point d'en faire des chaussures de lilliputiens.

Enfin, il ne faut pas oublier l'aération prolongée de la pièce, qu'on doit laisser inoccupée, qu'on doit laisser se reposer le plus de temps possible. De même l'exposition des couvertures et de la literie au grand air est un excellent moyen d'assainissement, pour compléter les premières mesures prises, tout au moins.

Il est bon de savoir qu'on a à sa disposition tous les procédés rigoureux dont je viens de vous parler, sans qu'il soit indispensable de les employer toujours et tous.

Cependant, j'estime que la désinfection devrait tenir plus de place dans l'esprit des familles et dans les préoccupations des municipalités. Que de loge-

ments occupés par la classe ouvrière passent, dans
notre ville, d'un locataire à un autre, sans avoir été
désinfectés? Les morts vont vite parmi tous ces
braves gens que les quelques fabriques que nous
possédons, le chemin de fer ou la cartoucherie atti-
rent de leur village ou de leur montagne! Ils arri-
vent bien portants, se surmènent dans les conditions
nouvelles d'existence qui leur sont faites, sont facilement victimes des maladies régnantes et de la
tuberculose à laquelle ils auraient échappé dans
leur campagne! La famille démembrée retourne au
village ou descend dans des logis plus précaires
encore. Vous croyez que le propriétaire va faire
seulement nettoyer, avant de le relouer, ce logement, je ne peux pas dire cet appartement, car il se
réduit souvent à une seule pièce, où a eu lieu un
décès infectieux ? Vous croyez que la municipalité
se préoccupe d'assurer ou de faciliter par quelque
moyen la désinfection que le propriétaire néglige?

Non! non! au premier locataire en succéderont
un, deux, plusieurs autres. Quelquefois, toute une
série de morts aura lieu dans cette chambre
dont le plancher ne sera pas même lavé ! Dans nos
petites grandes villes, nous n'avons pas le temps de
penser aux pauvres, du moins officiellement, mais
si nous avons de l'argent pour construire un hôtel-

de-ville, ambitionner un lycée et orner nos pro-
menades de monuments qui réalisent l'*utile dulci*
du poète, nous devrions bien consacrer quelques
milliers de francs à des œuvres urgentes d'hygiène
publique ! *Installation d'une étuve municipale, créa-*
tion d'un service de désinfection.

Il est vrai que nous touchons ici à une question
brûlante et encore très-discutée : je fais allusion au
projet de loi qui ordonne la déclaration obligatoire
des maladies contagieuses. Quelques municipalités,
comme celles de Lyon et de Grenoble, ont pris les
devants, en formulant des arrêtés aux termes desquels toute personne qui a chez elle un malade infectieux est tenue d'en informer aussitôt l'autorité
qui prend d'office toutes les mesures d'isolement et
de désinfection jugées utiles. On peut opposer des
objections graves à ces procédés qui rappellent, sur
le terrain hygiénique et médical, l'esprit du jacobi-
niste et du comité de salut public. Je vous citerai
notamment celle-ci : Supposez que votre boulanger
ait chez lui une fièvre typhoïde ou mieux, car l'hy-
pothèse sera plus caractéristique, une variole.
Dans l'état actuel du secret médical et s'il n'y a pas
trop de voisines appelées à donner leur avis sur l'état
du malade, vous pourrez ignorer le fait, dont la
connaissance officielle vous amènerait, au contraire,

à changer immédiatement de fournisseur. Une
fièvre typhoïde dure de 20 à 40 jours, et quelquefois plus ; je vous ai appris, si vous ne le saviez
déjà , que la puissance contagieuse d'une petite
vérole durait fort longtemps. Qui voudra entrer
désormais dans la boutique de ces braves gens ?
Autant vaudra pour eux clore le magasin et inscrire
sur la porte, comme on le fait dans certains villages
suisses et allemands : « ici, il y a une petite vérole,
une fièvre typhoïde » ou telle maladie contagieuse
que vous pouvez imaginer. Quand ces honnêtes tra-
vailleurs reprendront leurs affaires, il n'est pas sûr
que leur clientèle dispersée leur revienne et qu'ils
puissent réparer le dommage qui leur est doublement créé par la maladie.

Aussi bien, on peut se demander si la médecine
elle-même bénéficiera de cette divulgation imposée
par la loi et s'il n'en résultera pas plutôt des fraudes
dont le malade sera le premier à payer les frais. En
songeant au préjudice matériel considérable qu'on
va se causer, peut-être pour un long avenir, si l'on
fait savoir qu'on abrite un malade contagieux, on
hésitera à appeler un médecin, surtout si c'est sur
ce personnage que repose la déclaration dont il
s'agit, on tâchera de ne pas le faire venir du tout,
en tout cas on ne le demandera pas en temps utile,

et vous comprenez que le résultat atteint sera tout autre qu'on se le proposait, il sera déplorable tant pour le salut très-compromis des personnes malades que pour la préservation des autres.

Je sais bien que les arrêtés dont j'ai fait mention prescrivent que si les intéressés directs négligent leur déclaration, les co-locataires, les voisins sont expressément invités à les suppléer. Mais alors nous établissons un régime de suspects, un régime qui répugne à notre délicatesse et à notre courtoisie française.

Pour ma part, tout en réclamant très-haut les institutions dont je vous ai parlé, je désire qu'il en soit fait un usage moins draconien. Nous n'avons pas à semer la crainte du microbe, elle existe déjà et confine plus d'une fois à la terreur, comme je le dirai dans un instant. Le public est tout disposé à prendre des précautions. L'entourage des malades nous deviendra de plus en plus docile sur le terrain des soins antiseptiques. Je crois pouvoir affirmer que dans la majorité des cas, notre puissance de persuasion agira mieux que celle du gendarme, mais il nous faut être bien outillés et aidés par des services publics, dont la gratuité soit assurée aux pauvres gens, et c'est là surtout ce que je demande.

Quant à l'isolement forcé, à l'envoi d'office des

malades infectieux dans des hôpitaux spéciaux, c'est une mesure d'exception qui peut être accidentellement justifiée, par exemple pour les enfants diphtéritiques, par une épidemie très grave, mais on ne saurait, à mon avis, l'ériger en principe général, l'ériger en loi, parce qu'elle est trop attentatoire à des droits sacrés, tels que l'inviolabilité du domicile et la liberté du traitement, et qu'elle serait monstrueuse — par l'atteinte qu'elle porterait aux sentiments de famille.

En résumé, j'estime que du concours intelligent et libéral des pouvoirs publics et du soin que tout médecin doit mettre aujourd'hui à diriger l'hygiène de ses malades, peut naître un effet efficace et suffisant contre le développement des épidémies. Pas n'est besoin, je crois, de nous engager, par une législation despotique, dans ce socialisme d'Etat qui est le gros mirage, la plus grosse tentation de notre époque, et qui, selon la belle démonstration de Lacordaire, constituerait certainement la pire des tyrannies.

X

Isolement et désinfection, telles sont, pour le moment, nos armes principales contre la contagion.

Mais les études nouvelles paraissent nous promettre, pour l'avenir, d'autres moyens de défense.

On a donné le nom générique de vaccination, à des inoculations dont le type est le vaccin, qui, vous le savez, nous préserve de la petite vérole, détruit ou atténue du moins notre disposition à contracter cette maladie. Dans ce cas, il s'agirait de l'antagonisme efficace d'un microbe, celui du vaccin, contre un autre microbe, celui de la petite vérole.

Eh bien ! par analogie, on nomme vaccination l'inoculation aux espèces animales ou à l'espèce humaine de produits microbiens, microbes eux-mêmes ou leurs excrétions solubles (ce qu'on a nommé les vaccins chimiques).

Pour être inoculés, les microbes eux-mêmes doivent être soit détournés de leur mode habituel d'introduction dans l'organisme, ce qui peut modifier radicalement leurs effets, soit atténués dans leur virulence par divers procédés dont les principaux sont la dessication, la chaleur et enfin le passage, au moyen d'inoculations successives, d'une espèce animale à une ou plusieurs autres espèces.

En injectant dans les veines d'un mouton de la salive de chien enragé, on le vaccine, tandis que l'injection sous la peau l'eût fatalement tué. De même, pour l'injection du charbon dans les veines du bœuf, tandis que l'inoculation sous-cutanée est toujours mortelle.

Plus féconde et moins téméraire peut-être que cette première méthode paraît être celle des virus atténués par la chaleur, la dessication ou le passage à travers les espèces animales. C'est sur elle que reposent les vaccinations anti-rabiques qui semblent aujourd'hui avoir fait leurs preuves, ainsi que les vaccinations contre le charbon appliquées par Pasteur aux animaux, surtout aux moutons.

Enfin, rappelez-vous que je vous ai parlé des excrétions des microbes. Toutes ne seraient pas poisons pour notre organisme. Et il y aurait parmi elles, parmi ces produits solubles recueillis à l'aide de divers procédés qui retiennent tous les éléments figurés, des matières vaccinantes, dites empêchantes dans le langage médical, incompatibles avec la vie même du microbe et nous donnant à nous l'immu-.nité contre ses ravages.

C'est ainsi que tout organisme qui vit peut deve-

nir l'instrument de sa propre mort. La vaccination
par les sécrétions microbiennes est une application
de cette grande loi physiologique. Mais vous pensez
si prudence et circonspection sont nécessaires dans
une science si délicate et si nouvelle. La grandeur
et la décadence, si proches l'une de l'autre, de la
lymphe de koch est un enseignement à cet égard !
on a pu spirituellement et méchamment parler de la
Kochine, parce que ce fameux préservatif a failli
tuer plus de gens qu'il n'en guérissait !

XI

Voici, Mesdames, une conférence déjà bien longue. Et cependant, je n'ai pas la prétention d'avoir
tout dit sur ce sujet important et qui comporterait
un volume. On s'inquiète tant aujourd'hui des
affections contagieuses ! Il est si peu de malades
sur le compte desquels on ne nous pose cette inter-
rogation : « est-ce que cela craint ? »

Vous surtout, Mesdames, avec ce doux entête-
ment particulier à votre sexe et cette énergie de
conviction plus commune chez vous qu'on ne le

croit, vous avez adopté les théories nouvelles sur les microbes, leur nocuité, leurs nombreux forfaits, d'une façon si ardente et si ferme, que votre intransigeance, en cette matière, est bien près de dépasser celle des médecins eux-mêmes, celle du corps médical tout entier.

Il ferait beau garder devant vous des réserves dans cette question que vous considérez comme pleinement résolue ! Non, non ! c'est des microbes que nous viennent tous nos maux, c'est contre eux que doit s'organiser une lutte constante et implacable !

Bien, Mesdames, — mais prenez garde qu'à tant poursuivre le microbe, vous pouvez être conduites à condamner, à anathématiser celui qui le porte, et à nourrir pour cette pauvre victime de la maladie de tous autres sentiments que ceux qui sont inspirés par le dévouement et la charité ! Votre propre conservation vous préoccupera plus que son salut. Vous ne penserez à lui qu'autant que vous êtes amenées par lui à penser à vous-mêmes, à vous préserver de son contact. — Vous éprouverez cet état d'âme, vous subirez cette nouvelle maladie morale que mon confrère et ami le Docteur Dauchey a éloquemment décrite, quand il a parlé du *délire de la contagion.*

Ne vous récriez pas ! Ce délire existe. Mon confrère en a cité des exemples très précis. Ici, c'est une mère, qui, prise de peur, parce qu'une de ses fillettes a la rougeole, veut fuir avec son autre fille, de crainte d'être contaminée elle-même. Là, c'est un pauvre étudiant qui, logé dans un hôtel de Paris et atteint de la fièvre typhoïde, est délaissé de tous, domestiques et patron de l'hôtel et reste plusieurs jours sans recevoir aucun soin. Bien mieux, l'hôtelier finit par lui signifier d'avoir à quitter d'urgence l'hôtel. Deux médecins des hôpitaux s'opposent à cette mesure barbare, mais interviennent trop tard pour sauver le malheureux jeune homme !

Un cas moins lugubre est celui d'une famille — celle d'un médecin, ce qui rend l'ostracisme plus caractéristique et plus piquant — privée tout entière d'assister à la célébration d'un mariage, parce qu'un de ses membres, une jeune fille, a la scarlatine. Enfin, un bon vieux colonel atteint d'érysipèle de la face voit trois gardes-malades lui refuser leurs services, par crainte de la contagion. Mon confrère ajoute qu'elles étaient laïques. Ces faits observés par un médecin, dont l'honorabilité et le savoir sont bien connus, se sont passés en plein Paris, la ville des lumières, des trop grandes lumières en cette occasion, car c'est un triste progrès que celui qui relâche ainsi l'esprit de famille et détruit le sentiment de la solidarité sociale. Eh bien ! nous en sommes peut être là, par les conséquences extrêmes des théories microbiennes, mal comprises, je crois.

Et d'abord, on a le tort, comme je vous l'ai dit déjà, d'admettre, selon une formule presque algébrique, qu'un microbe plus un homme égalent une maladie. Il n'en est pas ainsi, puisque plusieurs microbes peuvent vivre longtemps à nos portes, et presque en nous-mêmes, sans nous nuire. Un microbe, ou, pour parler d'une façon plus générale, un miasme n'agit que si notre organisme est disposé à en éprouver les effets. Et, si, dans l'état actuel de la science, cet état de réceptivité est encore très-obscur pour un grand nombre d'affections, il en est quelques-unes pour lesquelles les causes prédisposantes et de préparation à l'invasion microbienne sont bien connues.

Prenons, pour exemple, la fièvre typhoïde. Elle est due à un microbe, je le veux bien. Ce microbe, issu principalement des matières fécales serait véhiculé, dans un grand nombre de cas, par l'eau de boisson, c'est parfait. Il n'en est pas moins vrai, que l'adolescence est un grand élément de prédisposition à cette maladie, ainsi que le surmenage, ainsi que l'encombrement, ainsi que des troubles spéciaux, tels que l'abaissement du pouvoir digestif . du suc gastrique et le mauvais état des fermentations intestinales. Donc, ne donnez au microbe que la valeur relative que lui laisse notre résistance.

En redoutant les maladies contagieuses, on commet cette seconde faute de les mettre toutes au même niveau. Il est bon de se rappeler qu'ainsi que la vertu, le crime a ses degrés. La contagion aussi.

On ne saurait mettre en parallèle la fièvre typhoïde, déjà nommée, et la petite vérole. Celle-ci est infiniment plus contagieuse que celle - là. Certes, je ne nie pas le contage direct de la fièvre typhoïde. J'en ai vu des cas si intéressants! Au début de ma pratique médicale, je fus appelé, en consultation, chez des industriels des environs de Montélimar, où nous comptâmes successivement treize fièvres typhoïdes, toutes portant sur les femmes ou les enfants de la famille! Aucun homme ne fut atteint. Ces Messieurs, parmi lesquels plusieurs jeunes gens, allaient à leurs affaires. La contagion s'exerça tout entière dans le gynécée : ces dames se soignaient les unes les autres, et c'est à leur dévouement réciproque qu'elles durent de payer chacune son tribut à la maladie. Cependant, dans les conditions les plus ordinaires, quand il est pris des soins de propreté, qu'il n'y a pas de promiscuité trop étroite et d'encombrement de l'appartement, la fièvre typhoïde ne fera jamais courir les mêmes dangers, qu'une petite vérole à des individus non vaccinés.

La clientèle a également le tort grave d'en arriver à redouter au même degré le contage médiat indirect, et le contage immédiat, direct. C'est sous l'empire de cette idée, qu'on défend à une famille, dont un membre a la scarlatine, de venir contaminer un cortège de mariage. Bientôt, on craindra autant de recevoir la maman d'un coquelucheux que ce petit tousseur lui-même.

A ce compte, on aurait le droit d'appréhender beaucoup notre visite, à nous qui pouvons voir journellement des contagieux et qui n'avons pas toujours sous la main tout ce qu'il faut pour procéder à une désinfection classique, rigoureuse.

Celle-ci n'est guère tout à fait possible que dans les hôpitaux : là, nous pouvons nous envelopper d'un sarrau spécial, subir, s'il le faut, à la sortie, une fumigation de nos vêtements, nous ablutionner, en tous cas, largement de liquides antiseptiques. Et ces mesures s'imposent peut-être davantage,

parce que les salles hospitalières ont toute la virulence d'un foyer morbide.

Mais si, dans la pratique courante, vous êtes
poursuivies, Mesdames, par cette idée de l'imper-
fection possible de ces précautions, alors, il faut
nous lapider, comme certaines populations affolées,
siciliennes, je crois, se permettent encore de le
faire, à l'égard de leur médecin, en temps d'épidémie !

Certes, je ne retranche rien de ce que j'ai dit
tout à l'heure du transport des germes par le linge,
les objets matériels et les gardes-malades. Vous
avez raison de préférer un médecin qui se lave à
celui qui ne se laverait pas ; un médecin bien mis,
d'une façon un peu coquette — quand la coquetterie
lui est permise — avec du linge blanc et des ongles
soignés, à celui qui oublierait ces règles de toilette,
d'hygiène et de décorum.

Toutefois, Mesdames, quelles que soient les théories scientifiques, le bon sens et la morale ne nous
indiquent-ils pas de mettre en première ligne le
contact immédiat et en ligne secondaire le contact
médiat, indirect ?

Défions-nous, je le veux avec vous, d'un linge
suspect, d'une voiture qui a transporté un croup
ou une petite vérole ; défions-nous de la transmis-

sion d'une maladie par un tiers qui reste sain : cette transmission est possible. Mais — *médecine* parlant, c'est un mode de contagion bien moins fréquent que l'autre, et d'ailleurs infiniment plus difficile à préciser, à affirmer dans la pratique des faits.

Si nous ne faisons pas cette distinction capita'e, que nous soyons constamment à nous demander qui nous frôlons, de qui nous recevons la visite ou le contact, et si un microbe n'est pas logé dans quelque pli de ses vêtements, est-ce que la vie sociale, normale, avec ses déplacements nombreux, ses coudoiements multiples et inévitables, nous sera encore possible ? Est-ce que nous ne ressemblerons pas à ce philosophe de l'antiquité qui, atteint d'une idée fixe, prit le parti de vivre au plein air et en rase campagne, de peur qu'une tuile ne lui tombât sur la tête. Vous savez que ce fut autre chose qu'il reçut sur le crâne et qui ne le tua pas moins sûrement.

Déjà, il est assez curieux d'observer comme les relations mondaines se modifient, quand on a chez soi un malade contagieux. Les flots puants d'acide phénique répandus dans l'escalier, sans bénéfice de désinfection bien efficace, nous révèlent la terreur des co-locataires. Si ce saint émoi n'avait pour résultat que d'éloigner les visites importunes ou funestes, ces visites qui enlèvent au malade son repos physique mais surtout la quiétude morale dont il a tant besoin — ne serait-ce qu'en lui suggérant l'idée de changer de médecin — il ne faudrait pas en médire. Mais il peut gagner aussi les personnes qui ont le devoir de soigner le malade, et alors toute source de dévouement et de charité se trouve tarie au profit de l'égoïsme qui sommeille en chacun de nous, même des meilleurs.

A ce point de vue, qui est le point de vue moral de la question qui nous occupe, il est à désirer qu'une réaction se produise dans la médecine contemporaine, qu'une réaction se fasse contre un parasitisme morbide étroit et desséchant et contre cette idée de la contagion fatale, aveugle par le microbe, telle que beaucoup de praticiens et la plus grande partie de la clientèle avec eux s'en sont fait un dogme.

Il n'est pas possible que la Clinique, cet art si délicat et si complexe, se réduise à cette vue unique, quelque immense qu'en soit la portée, que je ne discute pas d'ailleurs, car il est certain que la découverte du microbe éclaire beaucoup l'étude de la contagion et des épidémies et qu'elle permettra d'acquérir sur ce terrain des notions de plus en plus rigoureuses et de plus en plus étendues. Mais je ne crois pas qu'elle nous oblige à faire jamais table rase de toute l'étiologie ancienne et des observations consignées par les grands praticiens de toutes les époques. La vérité doit consister à concilier la tradition et le progrès. Il faut, selon la belle expression d'un de mes maîtres les plus aimés, M. le professeur Grasset, de Montpellier, respecter ce géant des siècles passés sur qui le nôtre se hisse pour voir plus haut et plus loin.

Cette conciliation est bien désirable en ce qui concerne une maladie très importante, puisqu'elle entre pour un quart dans la mortalité générale: je veux parler de la tuberculose qu'on nous représente aujourd'hui comme étant toujours et uniquement causée par un microbe, un bacille qui se trouverait surtout dans les crachats. Je ne conteste pas le bien-fondé, au moins partiel, de cette affirmation, et j'avoue que dans le doute même, loin de m'abstenir, je prendrais toutes les précautions compatibles avec le respect dû à mon malade, avec les soins auxquels il a droit, avec le maintien des affections que la Providence a permises autour de lui. Mais je déclare que je n'irai jamais plus loin, et c'est précisément au sujet d'une maladie comme celle-ci, fréquente, commune à tous les âges et à toutes les étapes de la vie et souvent de longue durée, que vous pouvez le mieux comprendre la pensée que je voudrais faire ressortir, comme conclusion de cette conférence : en matière de contagion, toujours tâcher de faire adopter des mesures de prudence, mais ne jamais causer d'effroi démoralisateur, d'émoi corrupteur. Se préoccuper du *ne quid nimis*, du rien de trop du fabuliste et du sage, qui ici comme ailleurs, plus qu'ailleurs, conserve toute sa force.

En résumé, il sera bon que les excès de zèle du contagioniste se corrigent par les bons sentiments, la délicatesse et la générosité du chrétien. Une fois de plus, la science devra être tempérée par la Charité et éclairée par la Religion pour accomplir une mission vraiment humaine, vraiment civilisatrice.

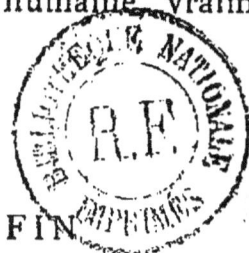

FIN

www.ingramcontent.com/pod-product-compliance
Lightning Source LLC
Chambersburg PA
CBHW050603210326
41521CB00008B/1095